INDICE

I0440649

RESUMEN

Las primeras páginas de este libro contienen un resumen del mensaje principal que se intenta transmitir, por lo tanto se recomienda volver a leerlas al terminar toda la lectura y cada vez que nos creamos perdidos ante tanta información fraudulenta sobre alimentación y nutrición circulando por las redes sociales, internet, revistas, etc., que responde a ciertos intereses tendenciosos que nada tienen que ver con el cuidado de la salud.

La nueva gráfica de las Guías Alimentarias 2015 para la población Argentina es una herramienta de gran utilidad para realizar educación nutricional, donde podemos ver reflejada la evidencia científica actual, que cada vez otorga mayor prioridad a los alimentos de origen vegetal. Así podemos ver que las verduras y frutas ya ocupan la mitad del plato, aparte del espacio dedicado a las legumbres, las frutas secas o semillas oleaginosas, etc. Sin embargo, a diferencia del plato del Ministerio de Salud de EEUU, por ejemplo, la gráfica argentina deja un pequeño espacio en rojo bajo el nombre "Opcionales: dulces y grasas" para productos que no guardan ningún tipo de relación con una buena salud, sino más bien todo lo contrario y por lo tanto no deberían ser de consumo habitual. Es cierto que se trata de una porción muy pequeña dentro del plato y que por lo tanto podría tolerarse, pero la realidad actual es que la población consume este tipo de productos en grandes cantidades, desplazando a frutas, verduras, legumbres y a otros alimentos saludables, cuyo consumo disminuye cada vez más. Un plato saludable no debería incluir estos alimentos.

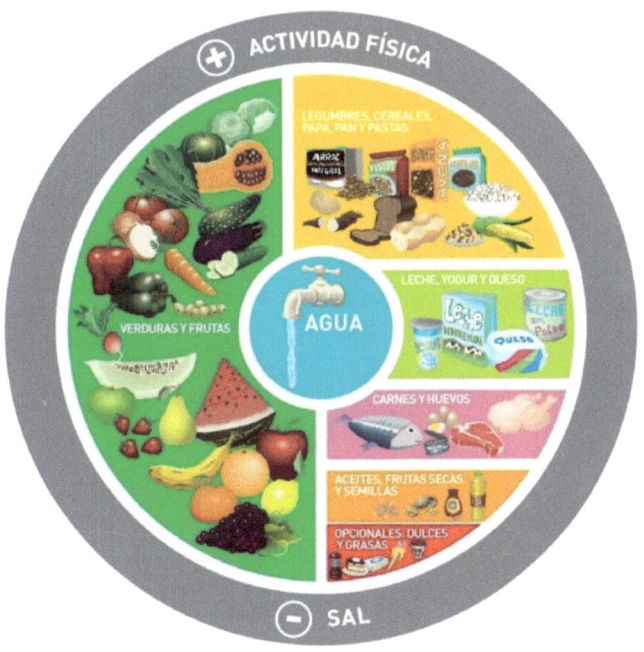

Fuente: Ministerio de Salud. 2015

Ahora bien si la base parece tan sencilla, como se puede observar en la gráfica, ¿Por qué se consumen más los alimentos que deberían consumirse en menor cantidad? ¿Por qué existe tanta confusión a la hora de elegir los alimentos? ¿Qué debemos hacer para cambiar nuestro patrón de consumo? ¿Puede ser que

3

necesitemos que en las aulas se enseñe a leer las etiquetas de los productos alimentarios, se den clases de cocina y se enseñe a reconocer la publicidad engañosa? ¿Cómo pueden mejorarse las políticas de salud en este sentido? Son varias las preguntas que nos hacemos diariamente algunos sanitarios, pero sabemos que se trata de un tema muy controvertido.

Inglaterra y Ecuador, entre otros países, ante la epidemia de obesidad actual, ya han empezado a utilizar en el etiquetado o rotulado de los productos alimentarios un semáforo que se basa en la siguiente tabla:

En 100 g de alimento	AZÚCAR	GRASAS	GRASAS SATURADAS	SAL	CALORIAS
VERDE	-5 g	-3 g	-1,5g	-0,3 g	-150 cal
AMBAR	5-15 g	3-20 g	1,5-5g	0,3-1,5 g	150-400 cal
ROJO	+15 g	+20g	+5g	+1,5 g	+ 400 cal

Es cierto que puede ser una información en cierta medida incompleta (podría añadirse información de harinas refinadas, y grasas trans), que requiere igualmente educación alimentaria y podría ser mejorada, pero ¿Por qué se incluyen básicamente valores de grasas y sobre todo azúcar y sal? Porque son sustancias que se han añadido a muchos productos alimentarios de gran consumo y están directamente relacionadas con la aparición de enfermedades como obesidad, hipertensión arterial, colesterol y triglicéridos altos, diabetes, síndrome metabólico, enfermedades cardiovasculares, inflamatorias y algunos tipos de cáncer. Por esta razón la tabla, que se representa en un "semáforo" y debería estar bien visible en el rótulo o etiqueta del producto, tiene que interpretarse de la siguiente manera:

Verde: Tienen semáforo verde los alimentos que contienen menos de 5 gramos de azúcares, menos de 3 gramos de grasas, menos de 1,5 gramos de grasas saturadas y menos de 0,3 gramos de sal. Ejemplo: fruta, verduras y legumbres. Este grupo también contiene vitaminas, minerales, fibra y sustancias fitoquímicas indispensables para lograr un buen estado de salud y pueden comerse con mayor libertad. Las frutas y las verduras, además, aportan menos de 150 calorías por 100 g de alimento.

Ámbar: Son alimentos con al menos algunos de estos requisitos: entre 5 y 15 gramos de azúcar; entre 3 y 20 gramos de grasas; entre 1,5 y 5 gramos de saturadas; y entre 0,3 y 1,5 gramos de sales. Ejemplo: pan, pasta, papa o patata, arroz, carne, pescado, ciertos lácteos, entre otros. Las autoridades sanitarias consideran que este grupo tiene propiedades nutricionales interesantes, pero deben controlarse las cantidades consumidas ya que aportan entre 150-400 cal en 100 g de alimento.

Rojo. En general, son los productos desaconsejados. Estos alimentos cumplen al menos uno de los siguientes requisitos: más de 15 gramos de azúcar; más de 20 gramos de grasas; más de 5 gramos de grasas saturadas; o más de 1,5 gramos de sal. Además suelen ser los más calóricos, aportando más 400 cal por 100 g de producto. Ejemplos: fiambres, salchichas, papas fritas, snacks o productos de copetín, pizzas precocinadas, chocolates, bebidas azucaradas como gaseosas o jugos, etc. **Son productos a evitar porque su consumo habitual se asocia a todas las enfermedades mencionadas anteriormente.**

Aquí es importante hacer una salvedad, ya que con este criterio algunos alimentos saludables saldrían mal parados, como por ejemplo el aceite de oliva o de semillas, el pescado azul o las frutas secas o semillas oleaginosas (nueces, almendras, maní, etc.), por su alto contenido en grasa, pero cabe recordar que es un tipo de grasa saludable. Por esta razón, entre otras, la tabla y su semáforo requieren de educación alimentaria complementaria.

Sin embargo son muchos los países que aún no han dado este paso en el rotulado o etiquetado de los productos alimentarios aduciendo que puede confundir al consumidor, cuando en realidad es por otros intereses económicos.

Resumiendo, tanto el plato como la tabla reflejan las recomendaciones de la OMS y las últimas evidencias científicas, coincidiendo en que una alimentación basada en alimentos de origen vegetal como verdura, fruta, legumbres, frutas secas (nueces, maní, almendras, etc.) y cereales integrales (pan integral, arroz integral, etc.) sería la clave para evitar dichas enfermedades. Mientras que los alimentos de origen animal podrían ser aportados en cantidades muy concretas.

Hay quien se empeña en poner un nombre específico a una dieta para que sea saludable. Sin embargo no se trata de un solo tipo de dieta: la mediterránea, por ejemplo, cuenta con gran prestigio y sus beneficios han sido contrastados a través del estudio PREDIMED, pero también una dieta vegetariana bien planteada y suplementada con ciertas vitaminas, puede ser una buena opción. Seguramente existirán otros tipos de dietas en diferentes lugares del mundo que sean igualmente válidas y que partan de las mismas premisas. Lo que sí es seguro es que ninguna dieta saludable puede tener como base alimentos altamente procesados por la industria como snacks o productos de copetín, golosinas, helados de alta densidad calórica, precocinados, bebidas azucaradas, alcohol o un exceso de alimentos procesados de origen animal.

Espero que entre los lectores no falten maestros y padres que puedan enseñar con el ejemplo y que logren convertirse en personas críticas capaces de desmontar una publicidad mal intencionada o adentrarse en el mundo de la cocina saludable dejando en segunda plano la repostería, o bien sean capaces de realizar compras basadas en el raciocinio y no solo en la emoción, la rutina y en el márketing.

Por último, resaltar que una alimentación basada en el consumo de alimentos de origen vegetal es más respetuosa con el medio ambiente, por lo tanto más sostenible; o sea que lo que es bueno a nivel individual, también lo es para todos los seres vivos del planeta.

YO COMO, NOSOTROS ENGORDAMOS, ELLOS DECIDEN

La alimentación, además de estar relacionada con la cultura, también está relacionada con el placer y los sentimientos. Cuantas demostraciones de afecto se hacen a través de la comida; a nuestros seres queridos y a nuestros invitados los agasajamos con abundante comida y bebida, para algunos sería casi un pecado no hacerlo. Un gran asado con amigos o unas maicenas hechas por la tía no solo son manjares para muchos, sino que implican muestras de cariño. Sin embargo esta relación clara que vemos entre la comida, el afecto y el placer, no logramos verla con la salud, ni tampoco con el medio ambiente. Si lográsemos ver la conexión clara que hay entre la alimentación y la salud y también con el medio ambiente, la situación sanitaria y ambiental actual sería muy diferente. Y como muchas veces los cambios surgen desde la disconformidad el libro se titula así:

YO COMO   *Yo como lo que quiero, lo que puedo, lo que me gusta. Pero ¿sé realmente lo que como? ¿Cómo realmente lo que quiero o lo que otros quieren que coma?*

NOSOTROS ENGORDAMOS

Casi el 60% de los argentinos padece exceso de peso. Y la obesidad es causa de otras enfermedades como diabetes, enfermedades cardiovasculares, cáncer, etc. El otro 40% también necesita alimentarse correctamente y practicar ejercicio para mantener una buena salud.

ELLOS DECIDEN

-La industria alimentaria sabe que si continua añadiendo sal, azúcar, grasas y harinas refinadas a sus productos podrá seguir vendiéndolos masivamente mientras no haya una legislación clara que lo regule.

-La industria farmacéutica continúa investigando fármacos para la diabetes, para el colesterol, etc. y los profesionales sanitarios esperan nuevos avances, en vez de insistir en la prevención.

-Las políticas estatales priorizan sus compromisos con grandes empresas y se olvidan que es más alto el impacto económico que produce no actuar en la prevención.

-Por último, los creadores de dietas y productos milagro para adelgazar, que se lucran con la confusión de la gente.

La Organización Mundial de la Salud (OMS) declara que 6 de los 7 principales factores determinantes de la salud están ligados a la alimentación y la práctica de actividad física. De tal manera que calcula que aproximadamente 2,7 millones de muertes anuales son atribuibles a una ingesta insuficiente de frutas y verduras, y que 1,9 millones de muertes son consecuencia del sedentarismo.

Las **dietas malsanas y la inactividad física** son los principales causantes de valores anormales de glucosa, colesterol y triglicéridos en sangre, hipertensión arterial, sobrepeso u obesidad; por lo tanto, constituyen los principales factores de riesgo de enfermedades crónicas como las cardiovasculares, el cáncer o la diabetes. Cambiando los patrones alimentarios y de actividad física podría evitarse la obesidad y la mayoría de las enfermedades crónicas no transmisibles, que representan el 60% de las muertes totales a nivel mundial.

Entonces, si sabemos que llevando una alimentación sana y practicando actividad física tendríamos gran parte de la solución, ¿por qué los factores ambientales que favorecen el aumento de peso van creciendo y las soluciones en detrimento? Gran parte de la respuesta la facilitó la Dra. Margaret Chan, directora general de la OMS, en su discurso en la 68ª Asamblea Mundial 2015:

...".El hambre no ha desaparecido, pero el mundo en general ha engordado.

La comercialización de productos malsanos a escala mundial ha creado las condiciones ideales para el aumento de las enfermedades relacionadas con el modo de vida. Las enfermedades no transmisibles han superado a las enfermedades infecciosas como primera causa de mortalidad en el mundo....

Este es un momento histórico singular, en el que el progreso económico, en lugar de reducir las amenazas para la salud las está aumentando.

Los medios sociales se han erigido en una nueva y potente voz, pero son pocas las salvaguardias que garantizan la exactitud de los contenidos que transmiten. Los rumores se propagan como hechos confirmados, y menoscaban el cumplimiento de políticas sanitarias...

La proliferación de grupos de presión que defienden productos nocivos para la salud o el medio ambiente ha generado argumentos que han provocado una mayor confusión entre el público y desafiado la autoridad de la evidencia científica..."

Esas enfermedades no transmisibles a las que se refiere (obesidad, enfermedades cardiovasculares, diabetes, etc.) no son solo responsabilidad de quien las padece, sino también un reflejo de su **indefensión**, ya que de momento no está en sus manos la modificación de la publicidad alimentaria, ni la mejora de la composición de los productos alimentarios, ni la elaboración de estrategias efectivas de salud pública. Además, con estas patologías no sucede como en algunas enfermedades infecciosas que con la aplicación de una vacuna ya se está inmunizado de por vida, sino que se trata de una situación que requiere la participación de todas las organizaciones e instituciones internacionales, nacionales y locales para desarrollar intervenciones que permitan cambiar el problema, ya que las medidas preventivas más importantes y efectivas, se encuentran a nivel ambiental, político y social.

En 2014 más de 1.900 millones de personas mayores de 18 años tenía sobrepeso, de los cuales más de 600 millones eran obesos; y el pronóstico no es muy alentador…

Los nutricionistas y sanitarios repetimos a cada momento que para lograr un buen estado de salud es fundamental **no fumar, no beber alcohol, realizar actividad física regularmente y mantener una dieta adecuada**, basada fundamentalmente en alimentos de origen vegetal (verduras, hortalizas, frutas, legumbres, cereales integrales, etc.). Sin embargo vivimos en un ambiente obesogénico donde es difícil encontrar información rigurosa y motivaciones para enfrentarse al sedentarismo, al consumo de alcohol y de alimentos insanos. Es lógico que el consumidor esté confundido y no pueda llevar una vida sana, y quizás también desconozca las consecuencias de esta realidad.

Por esta razón, la intención de este libro es informar adecuadamente a la población para que pueda tomar buenas decisiones diarias, que son las que finalmente determinarán sus hábitos de vida. A modo de ejemplo: si nos cepillamos diariamente los dientes, evitamos fumar y los alimentos azucarados y muy ácidos (como las gaseosas o refrescos) seguramente tendremos una buena salud bucal; de esta misma manera, si cada día hacemos una elección correcta de bebidas y alimentos y si priorizamos la actividad física, tendremos un buen estado de salud.

OBESIDAD INFANTIL

La OMS declara que la obesidad infantil es uno de los problemas más graves del siglo XXI. Un niño obeso tiene riesgo de desarrollar diabetes y enfermedades cardiovasculares y de padecerlas a lo largo de su vida. Eso sin contar los problemas osteoarticulares y respiratorios asociados al exceso de peso.

Actualmente hay en el mundo aproximadamente 42 millones de niños con sobrepeso, de los cuales casi el 75% viven en países en desarrollo.

Alrededor del 30% de la población de niños y adolescentes de América Latina tiene sobrepeso y obesidad. La epidemia se ha extendido a una velocidad preocupante en los países de escasos y medianos ingresos, particularmente en las grandes ciudades, donde ese porcentaje es aún mayor.

La Encuesta Mundial de Salud Escolar a adolescentes (de 13 a 15 años) realizada en 2012, constató en Argentina que en los últimos 5 años había aumentado el sobrepeso del 24.5% al 28.6% y la obesidad había pasado del 4.4% al 5.9%. Y entre los factores causantes se detectó que:

-Más del 82% de los encuestados no consumía 5 porciones diarias de frutas y verduras.

-El 50 % consumía 2 o más bebidas azucaradas por día (gaseosas o refrescos y zumos o jugos).

-En el contexto escolar se encontró que solo 1 de cada 4 quioscos ofrecían frutas y verduras al alumnado y 8 de cada 10 vendían bebidas azucaradas.

Actualmente se calcula que en Argentina el exceso de peso alcanza al 31% en menores de 6 años y a casi el 35 % en escolares. Una realidad preocupante y que va en aumento al igual que a nivel mundial. Lamentablemente, son muy pocos los países que están logrando cierta reducción en la prevalencia de la obesidad. En España, por ejemplo, en el año 2013, la AECOSAN (Agencia Española de Consumo, Seguridad Alimentaria y Nutrición) efectuó el Estudio ALADINO, y se confirmó la alta prevalencia de sobrepeso y obesidad infantil, destacando como principal factor el *desequilibrio entre la ingesta calórica y el gasto calórico*, debido principalmente a dos condicionantes:

-el cambio dietético mundial con un aumento de la ingesta de alimentos hipercalóricos (con abundantes grasas, harinas refinadas, azúcares y proteínas de origen animal), y un aumento en el tamaño de las raciones y la escasa presencia de alimentos de origen vegetal (frutas, verduras, legumbres, etc.), y

-la disminución de la actividad física debido principalmente al aumento del sedentarismo propiciado por muchas actividades en el hogar como ver la TV o jugar a los videojuegos.

También se obtuvieron otros datos preocupantes de los hogares, ya que un 90% de los padres o cuidadores creían que los menores a su cargo se alimentaban correctamente, a pesar que la improvisación en las comidas era lo habitual y algunos continuaban obligando al niño a acabar el plato.

La mayoría de los profesionales sanitarios estamos al tanto de toda esta situación. Sin embargo, nos encontramos condicionados ante factores ambientales tan determinantes y consolidados como por ejemplo la gran oferta de alimentos no saludables.

Un ejercicio que hago a veces con mi hija de 10 años cuando estamos en el supermercado y me va pidiendo todo lo que ve a su paso, es que le pido que lea los primeros ingredientes del producto y oh! casualidad el azúcar está en las primeras posiciones en la mayoría de esos productos tentadores. Luego, miramos que cantidad de azúcar hay en 100 g de producto y si por ejemplo encontramos un helado con el 50% de azúcar, es decir 50g, le pregunto si se comería 5 cucharadas soperas de azúcar, una tras otra, y ella me contesta, no no!! y lo deja en la góndola. Eso sí, cuando no hacemos estos ejercicios y está por ejemplo en una fiesta de cumpleaños come con ganas y yo misma compruebo lo difícil que es resistirse a lo crujiente, a lo oleoso, a lo dulce y a lo salado y pienso que la población infantil necesita ser protegida en este sentido, ya que las predilecciones alimentarias no suelen ser buenas consejeras sino ha habido educación alimentaria de por medio.

Justamente los niños son la población más susceptible a la publicidad engañosa de muchos alimentos de este tipo. ¿Es normal, por ejemplo, que con la compra de uno de estos productos le regalen un juguete? Pues no, este tipo de estrategias comerciales deberían ser sancionadas, ya que fomentan la obesidad infantil. Sería más apropiado regalar un juguete con una fruta, nueces, etc. Aun así, el tema de la manipulación de consumo es un tema a reflexionar. En el mismo sentido, obligar a un niño a comer o acabar el plato es una actitud errónea que también favorece la obesidad y conductas alimentarias conflictivas.

Los PRODUCTOS ALTAMENTE PROCESADOS por la industria brillan cada día en los medios de comunicación y deslumbran a toda la población, en especial a los más pequeños, quienes quedan maravillados viendo a sus ídolos o personajes preferidos que los "invitan" a consumir unos cereales, o un jugo o una gaseosa a los cuales se les añadido una buena cantidad de azúcar. También es usual ver en la televisión, en el cine e incluso en internet propaganda de las empresas de "comida chatarra" que ofrecen junto al menú infantil un juguete de regalo y claro! es de la última película de dibujos! y no nos los podemos perder.

No solo la participación de personajes famosos e infantiles son estrategias que utilizan ciertas empresas alimentarias, también el etiquetado y el envasado son utilizados para atraer a los más pequeños.

Ciertas empresas suelen organizar diferentes actividades en guarderías, parques, centros deportivos y recreativos, siendo frecuente que hagan donaciones de mochilas, llaveros, cartucheras, etc. con el logo de la empresa.

En mayo de 2010, la 63ª Asamblea Mundial de la Salud aprobó un conjunto de recomendaciones sobre la promoción de alimentos y bebidas no alcohólicas dirigida a los niños. La finalidad de esas recomendaciones es orientar los esfuerzos de los Estados Miembros para idear nuevas políticas en relación a los mensajes publicitarios de alimentos dirigidos a los niños. El texto íntegro puede consultarse libremente en internet, aparece en formato pdf y se trata de una lectura imprescindible, al igual que el documento elaborado en México, llamado "Publicidad de alimentos y bebidas dirigida a la infancia: estrategias de la industria" y cuyo link es el siguiente: http://alianzasalud.org.mx/wp-content/uploads/2014/04/Publicidad-de-Alimentos-y-Bebidas-Dirigida-alaInfancia_Estrategias-de-la-Industria.pdf. A continuación se reproduce una parte del texto, el cual debería ser de dominio público:

"La Estrategia Global sobre Régimen Alimentario, Actividad Física y Salud aprobada en la Asamblea Mundial de la Salud 2004 reconoce como uno de los factores del deterioro de los hábitos alimentarios de la población infantil la publicidad de alimentos y bebidas dirigida a la infancia. Destaca que se aprovecha de su "credulidad e inexperiencia" y hace un llamado a los gobiernos a proteger a los niños y las niñas de esta publicidad….

*Existe evidencia suficiente para demostrar que el efecto de las **regulaciones débiles es muy similar a la ausencia de éstas**. Es urgente que toda publicidad de alimentos y bebidas dirigida a la infancia, en todas sus formas y espacios esté regulada y que prohíba el uso de estrategias de manipulación y engaño que son utilizadas aprovechándose de la "credulidad e inexperiencia de los niños" como lo señala la OMS…*

*La característica común de la llamada comida chatarra es su alto contenido en azúcar, grasas y sal, que origina el daño a la salud. Las empresas procesadoras de alimentos y bebidas han introducido estos compuestos o parte de ellos en sus productos por el efecto que generan al aumentar su demanda y consumo. Existe cada vez más evidencia en relación al carácter adictivo de estos productos lo cual explica, aún más, el potencial que tiene para deteriorar los hábitos alimentarios desde temprana edad. La **capacidad de persuasión** de la publicidad es tan reconocida que para controlarla se han elaborado varias normatividades y leyes gubernamentales. La OMS desde 2004, en la Estrategia Global sobre Régimen Alimentario, Actividad Física y Salud, contempla la regulación de la publicidad de alimentos y bebidas, como una de las medidas para combatir la obesidad, modificando el entorno que la promueve y estableció claramente que los anuncios de esos productos y de bebidas no deben explotar la falta de experiencia y la credulidad de los niños....*

La acción de la gran industria de alimentos y bebidas ha sido la fuerza más significativa encargada de bloquear los esfuerzos para la regulación de la publicidad dirigida a la infancia. Las tácticas que utiliza la gran industria de alimentos se centran en promesas de auto-regulación y argumentos que ponen la responsabilidad del daño en los individuos y hacen ver a las regulaciones de los gobiernos como interferencia en la libertad personal y la libre elección…".

Unas declaraciones tan reveladoras que impactan. En México (líder mundial en obesidad) se está trabajando desde el 2007 para que el gobierno prohíba toda publicidad de alimentos y bebidas dirigida a la infancia, a excepción de la promoción del consumo de frutas, verduras, cereales integrales y agua. Que junto con las legumbres, las frutas secas o semillas oleaginosas, huevo, pescado, pollo, lácteos etc., constituyen los verdaderos alimentos y no recurren a tanta publicidad y marketing.

Otros casos de países en que el Estado permite la autorregulación de la publicidad dirigida a los niños por parte de la industria alimentaria no han dado buenos resultados ya que solo suelen proclamar principios pero la aplicación es de carácter voluntario por parte del empresariado; por ejemplo en España el código PAOS (Código de corregulación de publicidad de alimentos y bebidas dirigida a menores, prevención de la obesidad y la salud) tiene como una de su bases el principio de lealtad: *"la publicidad de alimentos y bebidas dirigida a menores se ajustará a las exigencias de la buena fe y los buenos usos mercantiles, cualquiera que sea su contenido, el medio de difusión o la forma que adopte".* No obstante, tanto este principio como los restantes son infringidos una y otra vez por la industria alimentaria; solo basta encender la televisión para observar como son publicitados alimentos repletos de azúcar, grasas de baja calidad y sal.

Finalmente, es importante recordar que la lactancia materna, entre otros múltiples beneficios, ayuda a prevenir la obesidad infantil y la OMS la recomienda de forma exclusiva hasta los 6 meses de edad. Sin embargo, también podemos encontrar publicidades de empresas productoras de leches de inicio que llegan a insinuar que sus productos tienen más beneficios que la leche materna. Por todas estas razones se debe trabajar en diversos ámbitos para proteger al consumidor de la publicidad engañosa.

HOGAR, ESCUELA Y HÁBITOS SALUDABLES:

Alrededor del 60% de los hábitos de vida se adquieren durante la infancia, por ello la educación en el hogar es fundamental. Los padres enseñan a través del ejemplo y si no fuman, comen saludablemente, realizan ejercicio físico y procuran ser felices, transmitirán a sus hijos estas conductas y valores. Un entorno saludable durante la infancia implica un 35% más de probabilidades de que ese niño tenga una buena salud cardiovascular cuando llegue a la edad adulta. Para que los padres sean conscientes de ello, es necesaria la realización de campañas claras que le permitan detectar el problema y actuar en consecuencia.

En este sentido, la Escuela también es un ámbito excelente para realizar educación alimentaria y de actividad física, y así ayudar a prevenir problemas de salud como la obesidad y el sedentarismo.

Cualquier tema de la escuela puede ser enseñado a través de los alimentos: el peso de ingredientes con las matemáticas, la siembra y el crecimiento de frutas y verduras con la biología, la procedencia de las mismas con la geografía.

El Reino Unido implementó el Plan de Alimentación Escolar que hace obligatoria la educación alimentaria en las escuelas de Inglaterra. También en Japón, Dinamarca, Países Bajos, Suecia y Finlandia se están aplicando estrategias similares, a la vez que se procura impartir clases de cocina saludable. Si la infraestructura de la escuela lo permite, sería conveniente impartir clases de cocina saludable y tradicional con trucos económicos y fáciles que permitan fomentar una alimentación completa y equilibrada, otorgando al niño herramientas fundamentales, que le servirán para toda su vida.

En relación a la venta de alimentos, se debe seguir promoviendo en la escuela los kioscos saludables que fomentan el consumo de frutas, verduras, cereales integrales, frutas secas o semillas oleaginosas (sin freír, ni salar), etc. y evitan los productos alimentarios altamente procesados (perritos calientes, bebidas azucaradas, etc.) y la repostería; aunque esta sea casera.

Asimismo, es una prioridad recomendar el consumo de agua como medio ideal de hidratación.

La lectura del etiquetado o rotulado de los productos alimentarios también se debería trabajar en las aulas. Simplemente enseñando a reconocer la cantidad de sal y azúcar en un producto ya se realizaría un gran paso. Luego se pueden incluir calorías, grasas trans, grasas saturadas y harinas refinadas. Así los niños tendrían herramientas para diferenciar los alimentos y no ser tan vulnerables a la publicidad.

Por otra parte, trabajar los huertos escolares es una gran forma de fomentar el consumo de alimentos de origen vegetal y valorar la producción local (respetuosa con el medio ambiente) y el esfuerzo personal.

Los comedores escolares deben seguir siendo elaborados por nutricionistas y controlados periódicamente para garantizar su calidad.

Por último, la escuela debe prestar especial atención ante las actividades propuestas por grandes empresas alimentarias ya que su intención solo es promocionar sus productos, aunque éstos no sean nada saludables.

HACER LA COMPRA:

Entrar a un supermercado y dejar guiar nuestra compra por la disposición estratégica con la que han sido colocados los alimentos puede ser una mala decisión, vamos, que más que una decisión es una invitación a dejarnos llevar por reacciones inconscientes basadas en la impulsividad absoluta. Por lo tanto no es casualidad encontrar en primera línea de góndola chocolates, dulces, galletas, etc. y luego tener que hacer un largo recorrido para poder llegar a las legumbres, las frutas o las verduras. Seguramente antes de llegar a estos alimentos indispensables ya habremos llenado el carrito de la compra con un montón de productos alimentarios insanos o superfluos y habremos olvidado completamente el plato saludable y la tabla que debería estar plasmada a modo de semáforo en cada uno de esos productos.

Hay quien plantea que es mejor hacer la compra en un mercado que en un supermercado, ya que allí tendremos acceso en primera línea a frutas, verduras, especias, etc y no nos enfrentaremos a infinidad de productos alimentarios innecesarios, repletos de grasas, azúcares y sal que nos entran por los ojos y nos hacen olvidar lo esencial. Claro, como cada día se invierten millones de dólares en publicidad de bebidas alcohólicas, bebidas azucaradas (gaseosas y jugos), snacks o productos de copetín, golosinas, "comida chatarra", es normal que nos olvidemos completamente de los alimentos que necesitamos y los reemplacemos inconscientemente por esos productos industriales que están especialmente diseñados para que no nos podamos resistir, ya que debido a su composición tienen cierto poder adictivo. Pocos pueden resistirse a lo salado, a lo crujiente o a lo dulce y oleoso..., es decir que los productos a los que se les ha añadido sal, azúcar y grasas son los que actualmente triunfan, ya que también suele tratarse de productos económicos, no perecederos, fáciles de transportar y consumir, además de estar muy publicitados.

Por otra parte es probable que haciendo la compra en el mercado fomentemos la producción local. No es lo mismo consumir una fruta que viene de Nueva Zelanda que la de un productor local, ya que un viaje de miles de kilómetros para llegar a destino tiene un gran impacto sobre el medio ambiente debido a que en su largo traslado se expulsan grandes emisiones de dióxido de carbono a la atmósfera. En cambio un alimento producido en las proximidades es respetuoso con el medio ambiente por esta razón. Por lo tanto, con que un alimento sea de proximidad y se hayan aplicado las técnicas respetuosas de cultivo ya estamos haciendo ecología.

Pero, ¿qué pasa si no tenemos un mercado cercano o directamente preferimos realizar la compra en un supermercado? Entonces lo ideal sería ir con una lista cerrada y habiendo comido algo previamente para poder hacer frente a esa distribución estratégica de alimentos insanos que estarán expuestos al entrar y acompañarán nuestra vista a cada paso que demos.

Por último, es importante hacer la lectura del etiquetado o rotulado. Es cierto que en Argentina aún no se ha implementado una gráfica que tenga base en la tabla anteriormente comentada:

En 100 g de alimento	AZÚCAR	GRASAS	GRASAS SATURADAS	SAL	CALORIAS
VERDE	-5 g	-3 g	-1,5g	-0,3 g	-150 cal
AMBAR	5-15 g	3-20 g	1,5-5g	0,3-1,5 g	150-400 cal
ROJO	+15 g	+20g	+5g	+1,5 g	+ 400 cal

En base a estos datos, si 100 g de galletas dulces comunes tienen: 22 g de azúcar, 13 g de grasa total, 5.6 g de grasas saturadas, 0.77 g de sal y 438 cal, se obtendría la siguiente gráfica:

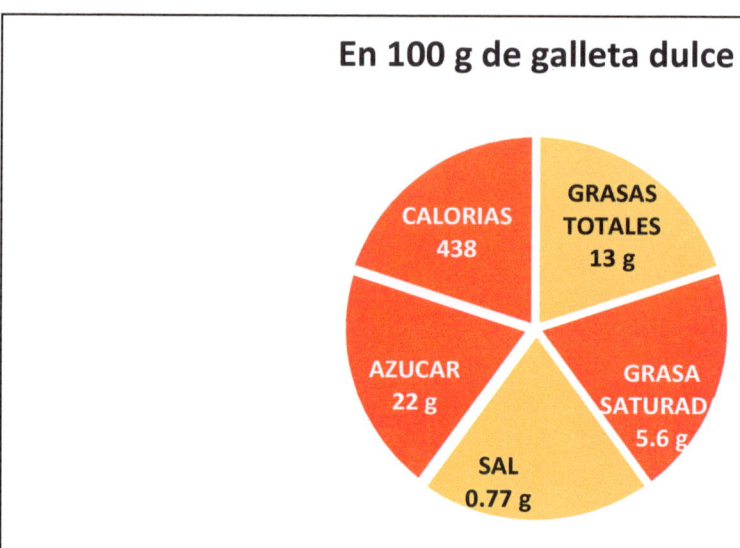

En 100 g de galleta dulce

CALORIAS 438

GRASAS TOTALES 13 g

GRASA SATURAD 5.6 g

SAL 0.77 g

AZUCAR 22 g

Con esta información, constatamos que esa galleta debe ser consumida ocasionalmente, y en poca cantidad. De esta manera, los consumidores podrían volverse más exigentes y menos vulnerables ya que sabrían entender la composición del producto alimentario. No haría falta texto, solo con la cantidad de cada nutriente y con los colores (que no necesariamente deben ser rojo, ámbar y verde) sería suficiente.

Llegados a este punto, los responsables en la elaboración de esta infografía, podrían sugerir otro tipo de gráfica, con formas o colores diferentes y que la información no sea relativa a 100 g de producto, sino a la porción o ración de consumo. También podrían postular que sería más conveniente hacer el cálculo a partir del Cantidades Diarias Orientativas o %VD, que se podría explicar cómo el porcentaje que aporta cada nutriente en relación a una dieta tipo de 2000 calorías diarias.

Particularmente, soy más partidaria de la primera opción es decir, que los colores se expresen por 100 gramos de producto, ya que se podría decir que una ración de galletas serían 3 unidades (30 g) y si la información solo responde a esta cantidad, quedaría completamente obsoleta si nos comemos 6 galletas en vez de 3. Asimismo, colocar los colores de acuerdo al %VD o Cantidades Diarias Orientativas, puede ofrecer una información sesgada. Pero como se trata de una cuestión técnica que puede dar lugar a confusión, mejor no profundizar y más bien enfatizar sobre la importancia de contar con un rotulado o etiquetado sencillo que refleje la verdadera composición de los productos alimentarios, que muchas veces constituye un gran misterio. Además de ser una herramienta útil para reducir la complejidad en la toma de decisiones. Ya se ha dicho que la educación alimentaria sería fundamental y en este sentido los nutricionistas tenemos un gran trabajo a realizar.

El semáforo alimentario funcionaría a modo de advertencia para que el consumidor al ver la etiqueta en rojo reconsidere la decisión de adquirir un producto rico en azúcar, sal y grasa saturada. En la gráfica también podría incorporase la información sobre grasas trans y harinas refinadas para informar más a la población, pero para empezar, exponer 3 -5 parámetros sería una buena opción y disminuiría la confusión.

Si se legisla a favor de este tipo de rotulado o etiquetado y se complementa con educación alimentaria a la población podrían evitarse muchas muertes causadas por diabetes, hipertensión, enfermedades cardiovasculares y cáncer. Y cuando me refiero a legislar, no me refiero a dejar a criterio del empresario el etiquetado, sino que sea el Estado quien determine todas las condiciones de rotulado y de publicidad para lograr que el ciudadano no esté indefenso, ni sea bombardeado con información pseudocientífica y malintencionada, ni que se omita ningún tipo de información relevante para su salud.

Muchas de las grandes empresas alimentarias ya conocen esta situación. No obstante, prefieren mirar hacia otro lado y distraer al Estado, para que este tipo de rotulado o etiquetado no sea obligatorio, ni salga a la luz.

Hay profesionales sanitarios esperando a que llegue el día en que cada etiqueta o rótulo de productos insanos se declararen las enfermedades que pueden llegar a causar si su consumo es habitual, al igual que hoy ocurre con el tabaco, y que hace 30 años era impensable. Es cierto que hay personas que aun leyendo en la caja de tabaco sobre el riesgo de cáncer de pulmón, envejecimiento precoz, infertilidad, etc. continúan consumiéndolo, pero al menos están informados y es una decisión personal, errónea pero personal. Sin embargo, con los productos alimentarios en cuestión existe tal desconocimiento y confusión que la gente ve como normal consumir permanentemente golosinas, bebidas azucaradas, carnes procesadas, alcohol, etc., sin saber exactamente qué están consumiendo.

En la misma línea, hay nutricionistas que se niegan a llamar alimentos a los productos alimentarios industriales, ya que consideran que no son alimentos. Bajo este criterio podría crearse la siguiente clasificación:

ALIMENTOS	ALIMENTOS POCO PROCESADOS	PRODUCTOS ALTAMENTE PROCESADOS
VERDURAS	PAN (mejor si es integral)	EMBUTIDOS
FRUTAS		BEBIDAS AZUCARADAS
LEGUMBRES	FIDEOS,TALLARINES	(gaseosas y algunos
FRUTAS SECAS O	(mejor si son integrales)	jugos)
SEMILLAS	ACEITE	GOLOSINAS
OLEAGINOSAS	QUESO	PRECOCINADOS
ARROZ INTEGRAL	YOGUR	HELADOS
MAIZ	FRUTAS EN CONSERVA	GALLETAS (la mayoría)
LECHE	(sin azúcar)	DULCES
PESCADO	VERDURAS	SALSAS INDUSTRIALES
HUEVOS	CONGELADAS	REPOSTERIA
ETC	ETC	ETC

Los **PRODUCTOS ALIMENTARIOS ALTAMENTE PROCESADOS** por la industria tienen en común que durante su procesado han sufrido un gran refinamiento y la adición de azúcares, grasas trans, sal, colorantes, etc. Por lo tanto no solo aportan gran cantidad de calorías sino que muchos carecen de fibra, vitaminas y sustancias fitoquímicas, favoreciendo así la aparición de todas las enfermedades mencionadas en este libro.

Para complicar aún más la cuestión, en un producto alimentario podemos encontrarnos con **declaraciones** tales como *NATURAL, ARTESANO, CASERO O TRADICIONAL*. En realidad se trata de términos ambiguos que buscan convencer al consumidor que se trata de un producto fiable y sano; sin embargo cuando leemos el rotulado o etiquetado nutricional veremos que muchos de ellos están hechos a partir de harinas refinadas, azúcares, grasas de baja calidad y sal, por ejemplo caldos o pizzas precocinadas, suelen llevar este tipo de alegaciones nutricionales. También podemos encontrar la declaración *LIGHT*, que si bien cumpliendo con la legislación actual, en ningún sitio se declara el prejuicio de un consumo excesivo de ese producto y el consumidor cree que por ser light puede consumir libremente la cantidad que desee, como sucede por ejemplo con algunas mayonesas. Además, un producto que se declara "bajo en azúcares" es probable que se alto en grasas y otro que se declare "bajo en grasas", quizás sea rico en azúcares. Por todas estas razones se necesita un rotulado o etiquetado claro y sencillo.

Es cierto que actualmente salen al mercado productos que anuncian *"solo 90 calorías por porción"* y si bien esto nos puede resultar de utilidad un momento dado, nunca podrán ser mejor que una porción de fruta, frutas secas o semillas oleaginosas, etc.

La publicidad también puede recurrir a otro tipo de declaraciones para aumentar las ventas: algunas emocionales, como *"destapa felicidad"* o el *"sabor del hogar"*; otras incluso pueden insinuar que el producto posee propiedades milagrosas como *"mejora tus defensas"*, sin que tal declaración haya sido probada científicamente. O bien, puede suceder lo contrario, es decir, puede haber productos que cuenten con respaldo científico, como sucede con las bebidas con fitoesteroles que ayudan a reducir el colesterol, y la gente corre a comprarlo como si fuese un amuleto que lo salvará de infartos y males, sin saber que en la actualidad es más prioritario seguir hábitos saludables que solo empeñarse en bajar el colesterol sanguíneo para evitar enfermedades cardiovasculares.

En este sentido, los ejemplos de publicidad engañosa pueden ser interminables. Lo último que he leído es sobre un nuevo pan, con función de esponja! para evitar el desperdicio alimentario. ¿De verdad creemos que esa es la solución a este problema mundial?

¿No sería más conveniente que si sobra comida, la guardemos en la heladera para el día siguiente? Y de paso nos ahorramos cocinar y no nos obligamos a consumir una ración extragrande, repartiendo dicha porción en un par de días.

También es habitual encontrar productos con el eslogan *ENRIQUECIDO*, por ejemplo leches enriquecidas con OMEGA 3 y luego resulta que las cantidades añadidas son ínfimas y que podríamos conseguirlas consumiendo menos de media sardina. Eso sin mencionar la diferencia de precio que existe entre media sardina y 1 litro de leche enriquecida.

El colmo sería encontrar un producto que presuma de su contenido en fósforo *"para mejorar el funcionamiento del sistema nervioso"*, cuando justamente el fósforo es un mineral no deficitario en la población, que ya consumimos de sobra toda la cantidad que necesitamos, y además ese exceso puede influir negativamente en la calcificación ósea o a nivel cardiovascular.

La estrategia del **enriquecimiento indiscriminado con vitaminas y minerales o fibra** asegura a las empresas unas buenas ventas; por ejemplo existen jugos o zumos que en su rótulo dejan bien claro que están enriquecidas con vitaminas A, B y C y las madres nos lanzamos a comprarlas porque no queremos que a nuestros niños les falte de nada, sin pensar que la mejor manera de aportar provitamina A puede ser a partir de una zanahoria o una calabaza, que algunas vitaminas del complejo B las podemos obtener a partir de cereales integrales o el pescado, y que la vitamina C se encuentra en frutas y verduras. El hecho de que esa bebida tenga una buena cantidad de azúcar no nos preocupa, porque si fuera relevante la etiqueta lo indicaría, y caemos en la trampa.

Volviendo a nuestro plato argentino, podemos ver como frutas, verduras, legumbres y cereales integrales son los alimentos mayoritarios y junto con el pescado, el huevo o las frutas secas no necesitan tanto empaquetado ni rotulado bonito. Por lo tanto no estaría mal desconfiar del resto de productos que detrás de tanto empaquetado y colorido esconden ingredientes que sorprenden incluso a nutricionistas y tecnólogos.

CALORIAS:

En los manuales dietéticos hospitalarios donde se determinan las dietas por calorías, ya sea de 1500 cal, 1800 cal, 2000 cal, 2300 cal, etc., puede apreciarse el trabajo concienzudo de los nutricionistas, ya que los menús no solo están calculados por calorías sino que tienen una serie de adaptaciones a cada patología. Igualmente, en nuestras consultas prescribimos regímenes de alimentación de determinadas calorías según determinadas características del paciente: sexo, edad, patología, actividad física, etc. Sin embargo para la población en general puede resultar realmente engorroso ponerse a contar calorías, y como estrategia de salud pública puede resultar realmente agotador y quizás improductivo. Por ello, la Asociación Argentina de Dietistas y Nutricionistas (AADYND), la Sociedad Argentina de Nutrición (SAN), y la Federación Argentina de Graduados en Nutrición (FAGRAN), han priorizado la importancia de llevar una dieta saludable como medida antiobesidad, aprendiendo a elegir alimentos ricos en nutrientes (vitaminas, minerales, proteínas) y preferentemente bajos en calorías, sobre la antigua modalidad de seleccionar los alimentos solo en función de las calorías, ya que la alimentación debe considerarse en su totalidad y no cada alimento independientemente.

Cuando decimos que es importante identificar los nutrientes a promover (vitaminas, minerales, proteína vegetal, fibra) y los nutrientes a limitar (grasas, azúcares, sal), significa que se debe aumentar el consumo de alimentos de frutas, verduras, legumbres, pescado, etc. y evitar alimentos altamente procesados como golosinas, bebidas azucaradas, harinas refinadas etc.

Si bien las recomendaciones que se realizan de forma general son útiles para toda la población, en caso de cualquier patología como obesidad, hipertensión, diabetes, etc. es importante acudir a un nutricionista para que la dieta sea personalizada y nunca ponerse a hacer la dieta que le dieron a otra persona, ya que la personalización no solo depende del sexo y la actividad física, sino también de su estado biológico, de su ritmo de vida, etc.

En ningún caso es necesario convertirse en una máquina cuenta calorías, pero si tener una idea general del aporte calórico por ración, sobre todo en el caso de alimentos de alta densidad calórica, por ejemplo, no es lo mismo consumir una cucharadita de mayonesa que nos aporta unas 45 calorías que 4 cucharadas colmadas de mayonesa que nos aportan 450 cal aproximadamente. Por esta razón es importante tener en cuenta el tamaño de la ración, sobre todo cuando hablamos de los alimentos altamente procesados por la industria.

Es alarmante observar que en el año 1983 una hamburguesa con queso aportaba unas 330 calorías, y en el año 2003 ese aporte ascendía a unas 590 cal (datos de EEUU), debido básicamente al aumento del tamaño de las porciones. En la actualidad las porciones XXL de este tipo de alimentos no solamente son un atentado a la salud pública sino también al medio ambiente. Lo mismo sucede con los restaurantes de tenedor libre o de bebida libre, ya que en una única visita se pueden ingerir más de 2000 calorías, además de favorecer el desperdicio alimentario.

Como la restricción calórica está asociada a mayor longevidad, hay personas que deciden llevar un estilo de vida austero y sin excesos, que le permita vivir más y mejor. De la misma manera, existe otro grupo de personas que deciden llevar el mismo estilo de vida, pero no solamente por la salud, sino que al ser conscientes del impacto que produce un consumo excesivo de alimentos (así como de otras materias) sobre el medio ambiente, prefieren ser moderados en el consumo. Ambas son conductas válidas y bastante acertadas, sin embargo no se centran en contar calorías sino simplemente en el tamaño de las porciones o raciones, como medida saludable y sostenible.

El término "calorías líquidas" no existe; no obstante, es útil para llamar la atención sobre las calorías aportadas por alimentos líquidos como bebidas alcohólicas y bebidas azucaradas (jugos, gaseosas, refrescos). Lamentablemente este tipo de bebidas han desplazado al consumo de agua y favorecen un consumo excesivo de calorías por el aporte de alcohol y/ o azúcar.

Argentina posee el penoso récord de ser uno de los países que mayor consumo hace de gaseosas o refrescos, con una media aproximadamente de unos 140 litros anuales.

Campañas como "mamá, papá, prefiero agua!" parecen empezar a ser efectos y las grandes embotelladoras, para quitarse la imagen de no saludables, organizan campeonatos de fútbol, maratones y empiezan a comprar otras empresas más pequeñas que fabrican jugos de fruta. Pero no nos engañemos: muchos jugos de fruta contienen la misma cantidad de azúcar añadida que una gaseosa o refresco, y no por mucho hacer deporte y gastar calorías se palían los efectos de una mala alimentación. Estas mismas empresas están acusadas, además, de patrocinar estudios que confunden al consumidor. Y lo peor de todo es que algunos de esos estudios llevan el aval de alguna universidad.

Asimismo, se ha calculado que el consumo promedio de azúcar por argentino es de unos 42 kg anuales (16800 calorías) que vendrían aportados tanto por la que se utiliza en el hogar para elaboraciones caseras, como la que se consume a través de alimentos manufacturados (galletas, golosinas, salsas, etc.) y bebidas azucaradas (zumos, gaseosas, refrescos, lácteos).

Hasta hace poco, la OMS recomendaba que solo el 10% de las calorías totales debían ser aportadas por azúcares simples. Sin embargo, en el año 2015 ha reducido esta recomendación a un 5 %, debido al aumento de la pandemia de la obesidad y sus consecuencias.

Bajar de 42 kg a 9 kg (que representaría ese 5% aprox.) parece imposible si se mantienen los actuales hábitos alimentarios. No es de sorprender, entonces, que haya sanitarios que le declaren la "guerra" a los productos altamente procesados por la industria. Es importante recordar que las campañas no son contra la caña de azúcar en sí, sino del producto refinado que se obtiene de ella, así como los jarabes de glucosa o fructosa, que también son de utilización masiva. Básicamente, lo que se solicita es una mayor regulación y legislación al respecto y estrategias de salud públicas realmente efectivas.

Una solución pasajera podría ser el reemplazo del azúcar por edulcorantes. No obstante, el objetivo final sería acostumbrar al paladar a sabores menos dulces, que permitan disfrutar de los sabores propios de los alimentos.

La predilección por lo dulce es innato en las personas, y de hecho el primer y principal alimento que ingerimos es la leche materna con ligero sabor dulce. A partir de los 6 meses se aconseja la introducción de otros alimentos, algunos dulces como las frutas; pero la introducción de azúcar per se, no se aconseja en esta etapa, ni en las siguientes, quizás la confusión llega cuando al alcanzar el año de edad, el médico dice que el niño "ya puede comer de todo", pero en realidad no se refiere a productos altamente procesados ni refinados, sino a una alimentación más variada que incluya lácteos, frutas, verduras, legumbres, huevos, pollo, pescado, etc.

Para tener una idea general del contenido de azúcar de ciertos alimento, se adjunta la siguiente tabla:

ALIMENTO	CANTIDAD	GRAMOS DE AZUCAR (aprox.)
1 lata de gaseosa o refresco	354 ml	40
Fruta en almibar	100g (1 porción)	35
Flanes y postres lácteos	100g (1 vasito)	30
Galletas dulces	100 g (9 -10 galletas aprox.)	25
Yogur azucarado	125ml (1 vasito)	20
Chocolate (con leche)	25 g	15
Cereales azucarados	30 g (3 cucharadas aprox.)	12
Mermeladas con azúcar	20 g (2 cucharadas aprox.)	11
Aderezos (ketchup y otros)	20 g (2 cucharadas aprox.)	8

También se podría adjuntar otra tabla con el contenido de grasas de algunos alimentos, ya que éstas son las que más calorías aportan, pero hay que recordar que algunas de ellas son saludables (como las grasas de las frutas secas, el pescado o algunos aceites), por ello es más importante y útil recordar cuales son los alimentos que nos protegen y cuáles son los que se deben evitar. Igualmente ya se ha indicado la cantidad de grasa total y grasa saturada que tienen 100 g de galleta dulce, para reflejar que muchas veces sin saberlo se consumen cantidades excesivas de este tipo de grasas, que también abundan en embutidos, derivados cárnicos, repostería, etc., y por lo tanto son alimentos muy calóricos y de consumo ocasional.

ALCOHOL:

La recomendación de la OMS es muy clara: "cuanto menos alcohol mejor" ¿Esto quiere decir que es una decisión saludable ser abstemio? Exactamente. ¿Y que es posible aportar los antioxidantes de los que presumen las bebidas alcohólicas a través de otros alimentos como frutas o verduras? Sí. Es importante tener estos conceptos claros, ya que continuamente somos bombardeados con publicidad engañosa y vemos a nuestros ídolos deportivos o musicales consumiendo este tipo de bebidas y rápidamente las asociamos con el éxito.

Los fabricantes de bebidas alcohólicas tampoco dudan en patrocinar a grandes equipos de fútbol o grupos de música, hoy en día patrocinan incluso películas, y se gastan fortunas en publicidad para la televisión y en las redes sociales, por lo que la población joven es completamente vulnerable a estas estrategias y muchos desconocen las consecuencias de un consumo excesivo:, afecciones gastrointestinales, enfermedades cardiovasculares, accidentes de tráfico, cáncer, etc. Solo hablando de cáncer, no hay un límite de consumo de bebidas alcohólicas por debajo del cual disminuya el riesgo de padecerlo.

Existen numerosos estudios *observacionales* que han encontrado que un consumo moderado de alcohol ayuda a la prevención de enfermedades cardiovasculares, y muchas recomendaciones apuntan a que es beneficioso el consumo de 2 copas de vino al día. No obstante, los estudios *experimentales* no son tan concluyentes, y absolutamente nadie de los que apoyan esta recomendación, incide en lo excesivamente fácil que es pasarse con la cantidad recomendada, ya que al tratarse de líquidos no hay que hacer ningún esfuerzo masticatorio y es muy sencillo beber más de la cuenta. Por tanto, recomendar su consumo es realmente un grave error.

El alcohol está tan aceptado socialmente que cuesta imaginarse una reunión familiar o de amigos sin bebidas alcohólicas, al contrario de lo que sucede con otros tipos de drogas, de las cuales somos más conscientes sobre su perjudicialidad y jamás compartiríamos con nuestros hijos o allegados. Esta aceptación social viene dada en parte por el sentido cultural e histórico que tienen bebidas como el vino, que tiene presencia tanto en los ritos litúrgicos como en las fiestas de los pueblos desde la antigüedad.

Desde los estamentos de salud pública debe promoverse que no empezar a beber es la mejor opción, y proteger a la juventud de este problema. El alcohol debería tener una regulación similar al tabaco, es decir solo de venta para adultos y con información clara sobre las consecuencias negativas sobre la salud y sobre el gran aporte calórico que ofrecen, ya que solo 1 g de alcohol aporta 7 kcal.

Existen versiones de cervezas y vinos sin alcohol que podrían resultar opciones interesantes, sin olvidar nunca que la mejor opción es el agua.

ELEGIR RESTAURANT:

Comer fuera de casa, puede resultar un problema debido a la gran oferta de restaurantes tipo "fast food", que ofrecen platos XXL con gran cantidad de grasas, calorías y sal y barra libre de gasesosas o refrescos, que nos llevan a ingerir una cantidad desmedida de azúcar. Lo mismo ocurre con la oferta creciente de restaurantes tipo "self service" o tenedor libre donde muchas personas comen hasta sentirse realmente mal y favorecen al desperdicio de muchísima comida con el impacto ambiental que esto conlleva y la poca sensibilidad social que implica. En general, no es fácil encontrar menús saludables a un precio accesible. Por ello la USDA (Departamento de Agricultura de los EEUU) aconseja lo siguiente al salir a comer afuera:

-Vigila tu bebida: elige agua, leche desnatada, té o cualquier bebida sin azúcar ni alcohol.

-Comienza tu comida con una ensalada o verduras, que te darán más saciedad, y controla la cantidad de aceite o salsa que utilices.

-Comparte tu plato principal con alguna persona. Si no tienes con quien compartir, en vez de pedir un plato principal pide un plato de acompañamiento o guarnición.

-Para evitar llegar con tanta hambre a las comidas principales, consume entrecomidas fruta o verdura cortada o un puñado de frutas secas. Esto no solo te permitirá ahorrar tiempo, sino que evitarás picar alimentos muy procesados.

- Llena tu plato con verduras y frutas. Las opciones vegetarianas suelen ser útiles, así como utilizar la fruta como postre.

-Elige formas de preparación que aporten pocas calorías (no frituras), y procura elegir los granos integrales: arroz, pasta, pan, etc.

-Lee y compara la cantidad de calorías, grasas, azúcares y sal que aporta tu menú. Cada vez hay más restaurantes que adjuntan esa información. Es mejor evitar los restaurantes de tenedor libre.

-Si te sobra comida no te obligues a acabar: pide un recipiente descartable para poder llevarte el resto. Y podría añadirse que también es buena opción llevar tu tupper desde casa, si quieres ayudar a disminuir el consumo de descartables o desechables.

APRENDER A COCINAR:

Ahora que están de moda los programas de cocina en televisión con futuros y grandes chefs, no adquiramos la actitud cómoda de ver sentados desde el sofá el espectáculo que nos ofrecen. Si somos fans de este tipo de programas, la mejor manera de demostrarlo es ponernos en acción, y si es junto a nuestros hijos, mejor. Es importante que desde el inicio reivindiquemos grandes platos como el locro o el guisado que bien preparados pueden convertirse en grandes lujos para nuestro paladar y nuestra salud. Además, este tipo de platos ofrece infinidad de combinaciones de verduras, cereales, legumbres e incluso carnes.

Cocinar sin grasas animales, con poco aceite y reemplazar la sal por especias, ajo o cebolla, también son recomendaciones muy importantes, así como no tener miedo de incluir nuevos alimentos como tofu, arroz integral, harina integral, verduras congeladas, etc.

Aquí es necesario hacer un inciso: si te agrada la cocina y te decantas por la repostería, hay que tener presente que los ingredientes estrellas suelen ser harinas refinadas, azúcar en todas sus formas y diferentes tipos de grasas, por lo que la mayoría de preparaciones no serán saludables, aunque sean caseras.

SEDENTARISMO:

La inactividad física es el cuarto factor de riesgo en lo que respecta a la mortalidad mundial. Antes solo se encuentran la hipertensión arterial, el tabaquismo, y el exceso de glucosa sanguínea. Asimismo, se estima que el sedentarismo es la principal causa de hasta un 25% de los casos de cáncer de mama y de colon, así como del 27% de los casos de diabetes y aproximadamente del 30% de los casos de cardiopatía isquémica.

Un nivel adecuado de actividad física regular en la población adulta, reduce significativamente el riesgo de hipertensión, cardiopatía coronaria, accidente cerebrovascular, diabetes, cáncer de mama y de colon. Además, mejora la salud ósea y funcional y es un determinante clave del gasto energético, ya que el músculo, al ser uno de los tejidos más metabólicamente activos favorece el equilibrio calórico y el control del peso. Sin embargo, casi un 60% de la población mundial no realiza la actividad física necesaria para obtener beneficios para la salud.

La OMS ha elaborado en el 2010 las "Recomendaciones Mundiales sobre actividad física para la salud", un documento muy útil, que puede obtenerse libremente por internet, y que establece las recomendaciones por rango de edad.

Resulta muy útil diferenciar "la actividad física del ejercicio físico". La actividad física es la que se realiza diariamente sin planificar, como caminar, subir escaleras, limpiar, etc. En cambio, al hablar de ejercicio físico nos referimos al ejercicio planificado, como ir al gimnasio o practicar algún deporte. Ambos aspectos son importantes, pero como a veces realizar ejercicio físico puede resultar más complicado, es muy útil aprender a sacar provecho de las actividades cotidianas: por ejemplo, cuando se vaya a hacer la compra o a hacer cualquier recado, se puede escoger una ruta alternativa más larga que la habitual. También se puede bajar del autobús o del tren una o dos parada antes y finalizar el trayecto andando. Evitando los ascensores o utilizándolos hasta la mitad del trayecto y luego subiendo las escaleras, podemos realizar un buen esfuerzo físico, al igual que si limpiamos con energía las ventanas de casa o hacemos bicicleta estática o un poco de ejercicio de fuerza mientras vemos la televisión.

Solo hablando de caminata, para que una persona se considere "activa" debe realizar entre 10.000 y 12.500 pasos al día; y si esta cifra no alcanza los 5.000 pasos diarios; se considera una persona "sedentaria". Actualmente, existen desde podómetros y pulseras hasta aplicaciones gratuitas para el móvil o celular, que nos pueden orientar a cerca de la cantidad de pasos que realizamos. Se estima que caminar 10.000 pasos equivale a quemar entre 350-450 Kcal diarias. Existen tablas que determinan el gasto calórico de cada actividad y tener cierta idea general al respecto puede resultar positivo. No obstante, es más importante procurar ser una persona activa y que se alimenta saludablemente que estar calculando permanentemente las calorías que se ingieren versus las que se queman.

HABITOS DE VIDA Y ENFERMEDADES CARDIOVASCULARES:

Casi 17 millones de muertes en el mundo se deben a enfermedades cardiovasculares. Por ello, en el ámbito sanitario se procura diagnosticar precozmente el llamado "síndrome metabólico", que se empieza a producir cuando una persona padece algunas de las siguientes patologías o cuadros clínicos:

-Hipertensión arterial

-Diabetes

-Niveles sanguíneos elevados de triglicéridos

-Bajos niveles sanguíneos de HDL (colesterol bueno) y altos de LDL (colesterol malo)

-Obesidad abdominal (exceso de grasa a la altura de la cintura)

Cada uno de ellos son factores de riesgo cardiovascular, pero si se padecen 3 o más de estas patologías el riesgo cardiovascular se dispara.

Para diagnosticar dichas patologías necesitamos hacer mediciones de tensión arterial y análisis de sangre para detectar niveles problemáticos de glucosa y de grasas sanguínea. Dichas mediciones son esenciales para controlar a un paciente. También existe una medición muy sencilla y a veces olvidada, la circunferencia de la cintura, que nos puede dar una gran información sobre la situación metabólica del paciente. Una mujer con más de 88 cm de cintura y un hombre con más de 102 cm presentan **obesidad abdominal** y un riesgo elevado de desarrollar enfermedad cardiovascular. Lo recomendable sería un valor menor a 82 cm para la mujer y menor 94 cm en el caso del hombre.

Para prevenir todas estas patologías es imprescindible lograr cambios en los estilos de vida, y por eso se insiste en la importancia de que la población esté bien informada, ya que la recomendación siempre es la misma: alimentación saludable (evitando alimentos procesados ricos azúcares añadidos, grasas de mala calidad, sal y harinas refinadas, así como bebidas ricas en azúcar o alcohol) y abandonar el sedentarismo. Ahora bien, ¿cómo se logra aplicar esta receta, si no hay políticas claras que actúen desde la base (composición de productos alimentarios, publicidad alimentaria, educación, etc.), ¿cómo una persona sola puede luchar contra un ambiente obesogénico que le invita a llevar hábitos de vida insanos?

Solo hablando de **diabetes**, más de 300 millones de personas padecen esta patología en la actualidad. De ellas, el 85% presenta diabetes tipo II, llamada "diabetes del adulto" y se estima que en 2025 se sumarán a esta lista 33 millones de personas más. Es penoso saber que **nueve de cada diez casos de diabetes tipo 2 son prevenibles.**

Se han realizado numerosos estudios que relacionan directamente la alimentación con la aparición de diabetes tipo 2, como el publicado en el 2013 en la revista "Diabetología", donde se estima que beber una lata de gaseosa al día puede incrementar un 22% el riesgo de padecer diabetes tipo 2. Asimismo, un metaanálisis efectuado en la Facultad de Medicina de la Universidad de Noruega y publicado en 2013 en la Revista Europea de Epidemiología, observó un mayor riesgo de diabetes tipo 2 ante un mayor consumo de alimentos refinados, como pan o arroz blanco; y que el reemplazo de estos alimentos refinados por alimentos integrales (pan integral, pasta integral, arroz integral, etc.) disminuía dicho riesgo.

También, el consumo frecuente de carnes procesadas (embutidos salados y ahumados como salchichas, chorizo, salami, etc.), así como de comida "fast food" o (también llamada comida chatarra), pueden ser causa de obesidad y diabetes.

En relación al **colesterol alto en sangre** se han producido una serie de errores que no se pueden ignorar. Por ejemplo, se ha culpabilizado al huevo de los altos niveles de colesterol sanguíneo, y se han demonizado las grasas en general, llevando a los fabricantes de productos alimentarios a sustituir las grasas por harinas refinadas y azúcares. Esto ha provocado un descenso del "colesterol bueno" (HDL) y un aumento del "colesterol malo" (LDL) y de la grasa corporal.

Se ha producido, por tanto, una paradoja: se ha intentado consumir menos grasa y colesterol de la dieta, pero han disminuido los valores de "colesterol bueno" y han aumentado los niveles de "colesterol malo" y también de los triglicéridos sanguíneos.

La falacia de considerar a todas las grasas igual de perjudiciales para la salud ha quedado desmontada cuando se ha demostrado que los ácidos grasos omega 3 de los pescados o las frutas secas, así como los ácidos grasos monoinsaturados de las olivas o el aguacate son protectores de la salud cardiovascular y tienen entre otras, propiedades antiinflamatorias.

Las grasas de mala calidad serían las trans y las saturadas (aunque actualmente éstas últimas siguen en estudio) y las grasas con gran impacto ambiental, como el aceite de palma, debido al uso indiscriminado por parte de la industria alimentaria.

En relación a los alimentos enriquecidos con fitoesteroles, que logran reducir el 10% del colesterol, cabe recordar lo que ya se ha dicho anteriormente: más que centrarse en la reducción del colesterol total, lo necesario e indispensable son los cambios en los hábitos de vida.

También cabe reflexionar sobre los resultados de los últimos estudios, que apuntan a que sería más prioritario mantener niveles adecuados de "colesterol bueno" que solo tener en cuenta el colesterol total, y otorgar la importancia que merecen los hábitos saludables, como la práctica de ejercicio físico regular, una dieta basada en el consumo de frutas, verduras, legumbres, y la ingesta de grasas saludables a través de frutas secas o semillas oleaginosas, pescado y ciertos aceites como, el de oliva y el de colza o canola, entre otros.

En el caso de la **Hipertensión**, se calcula que uno de cada tres adultos tiene la tensión arterial elevada, y dicho problema causa aproximadamente la mitad de todas las muertes por accidente cerebrovascular. Cuanta más alta es la tensión arterial, mayor es el riesgo de daño al corazón y a los vasos sanguíneos de órganos vitales, como el cerebro y los riñones.

El diagnóstico precoz de todas estas patologías mencionadas es fundamental, así como su prevención y tratamiento, y en este sentido la Hipertensión es al parecer, una de las enfermedades que resultan más beneficiadas con una intervención farmacológica temprana, ya que logra reducir significativamente el riesgo de cardiopatía, accidente cerebrovascular, insuficiencia renal y muerte.

Sin embargo, existen algunas personas a las que les bastaría con modificar su modo de vida para controlar la tensión arterial: abandonando el consumo de tabaco, evitando el estrés y el exceso de alcohol, practicando ejercicio físico con regularidad y adoptando una dieta saludable y baja en sal. La recomendación es llegar a menos de 5 g de sal al día; por ello se realizan campañas para evitar el salero en las mesas y reemplazar la sal por las especias cuando se cocina. No obstante, el aporte de sal en los productos altamente procesados como fiambres, quesos, snacks o productos de copetín, alimentos precocinados, salsas comerciales, etc. es muy alto, y por ello también un etiquetado claro es fundamental para proteger al consumidor.

Por último, hay que recordar que el exceso de peso, más concretamente de grasa corporal puede implicar aumento de la presión arterial: se ha demostrado que cada pérdida de 5 kg de exceso de peso puede reducir la tensión arterial sistólica entre 2 y 10 puntos.

HABITOS DE VIDA Y CANCER:

Entre el 30% y el 70% de los cánceres se podrían prevenir con la siguiente receta: una dieta rica en productos integrales, frutas, hortalizas, legumbres, frutas secas, etc., combinada con ejercicio físico y eliminando tabaco y alcohol.

La OMS estima que esta enfermedad afectará a 22 millones de personas en los próximos 20 años, y por ello insiste en la importancia de la prevención y la detección precoz.

La obesidad está relacionada con diferentes tipos de cáncer: esófago, páncreas, colon y recto, seno o mama, endometrio, riñón, tiroides, vesícula biliar, entre otros.

Se han sugerido varios mecanismos posibles para explicar la asociación entre la obesidad y un mayor riesgo de algunos tipos de cánceres:

-La grasa corporal en exceso produce cantidades altas de estrógeno, lo que se ha asociado con mayor riesgo de cáncer de mama o seno y de endometrio, entre otros.

-La gente obesa padece con frecuencia una afección conocida como hiperinsulinemia o resistencia a la insulina, lo cual puede fomentar la formación de algunos tumores.

-Las células grasas producen también otras hormonas llamadas adipocinas, las cuales pueden estimular o inhibir el crecimiento celular.

-La gente obesa padece con frecuencia inflamación crónica en un grado bajo o "sub-agudo", lo cual está asociado a un mayor riesgo de cáncer y otras patologías crónicas.

-Otros mecanismos implicados serían las reacciones inmunitarias alteradas, el estrés oxidativo, etc.

Entre alimentación y cáncer se produce una gran paradoja: la alimentación puede ayudar a prevenirlo, pero no a curarlo una vez instaurado, aunque también ayuda a disminuir los efectos negativos de la quimio y la radioterapia y a mejorar la inmunidad del paciente.

El Fondo Mundial para la Investigación del Cáncer (WCRF) propone evitar las carnes procesadas como embutidos, además de no tomar más de 500 gramos de carne roja (mejor si se limita a 300 gramos) a la semana para disminuir el riesgo de cáncer colonrectal.

La Agencia Internacional para la Investigación del Cáncer de la OMS considera carne procesada cualquier tipo de carne que ha sido transformada con sal, curación, fermentación, ahumado para mejorar el sabor y preservar el alimento, como salchichas, panceta, jamón, etc. En concreto calcula que el consumo diario de 50 gramos de carne procesada aumenta el riesgo de cáncer colorrectal en un 18%. Pero ese consumo ha de ser continuo para tener ese efecto, es decir que requiere una exposición constante.

La universidad de Harvard también ha postulado la leche como factor de riesgo de cáncer de mama, pero esto no está del todo contrastado, y además por otro lado se ha postulado, que la leche podría proteger frente al cáncer de colon. Por tanto, de momento, no se debe evitar su consumo, ya que además constituye una buena fuente de calcio.

El Código Europeo contra el Cáncer enumera una serie de recomendaciones para actuar desde la prevención:

-No fume. No utilice ningún tipo de tabaco.

-Haga de su hogar un espacio libre de humo.

-Tome las medidas adecuadas para lograr un peso corporal saludable.

-Realice actividad física en la vida cotidiana. Limite el tiempo que pasa sentado.

-Lleve una dieta saludable, rica en cereales integrales, legumbres, frutas y verduras, disminuya el consumo de alimentos procesados (ricos en azúcares, grasas y sal) y carnes rojas, y evite el consumo de carnes procesadas.

-Limite el consumo de alcohol. No beber alcohol es la mejor prevención.

-Evite el exceso de sol, especialmente para los niños. Utilice protección solar.

-La lactancia materna protege ante el cáncer de mama.

También realiza otras recomendaciones para los lugares de trabajo, y otras puntuales para recién nacidos (vacuna de la hepatitis B), para las niñas (vacuna contra el virus del papiloma humano) y para las mujeres (limitar las terapias de reemplazo hormonal); finalmente insiste en la importancia de participar en las campañas de detección precoz.

GENES Y MEDIO AMBIENTE

Las personas que piensan que su obesidad tiene causa genética cuidan menos su salud. Según varios estudios las personas que pensaban que el origen de la obesidad se debía a la genética, y que poco podían hacer por cambiar la situación, no solo presentaban un mayor índice de masa corporal sino también peores hábitos de alimentación y ejercicio. Aquello de "no lo puedo evitar, lo llevo de serie" ha dejado de ser inmutable, porque con nuestros hábitos de vida podemos modificar la expresión de esos genes.

El mensaje para aquellas personas que tienen predisposición genética a padecer obesidad es que deben saber que actualmente se están estudiando los efectos de los hábitos de vida sobre nuestro ADN; esta rama de la ciencia, llamada epigenética estudia entre otras cuestiones, cómo según el tipo de alimentación y actividad física que realicemos podemos activar o desactivar genes.

La división de Epidemiología Genética de la Universidad de Miami publicó en 2008 un estudio realizado en una comunidad Amish de Pensilvania donde podía observarse que los portadores del gen que condiciona la obesidad no la desarrollaban, ya que su religión les prohíbe usar vehículos y máquinas de motor. Es decir, dicho gen quedaba desactivado por el constante ejercicio físico realizado por estas personas. Cuando hacemos actividad física, no solo quemamos calorías, también modificamos la actividad de los genes en el hipotálamo y desactivamos el efecto del gen que nos abre el apetito. Las conductas alimentarias actuarían de la misma manera modificando la expresión de determinados genes.

La genética, sin duda, influye en la salud y la longevidad; pero hoy sabemos que realizar ejercicio, comer fruta y verdura en abundancia y no fumar prolonga la vida humana una media de 14 años. Por lo tanto, se estima que la longevidad de un individuo depende en un tercio de su genética y en dos tercios de sus hábitos.

SITUACION ALIMENTARIA ARGENTINA Y RECOMENDACIONES ACTUALES:

Según un trabajo del Centro de Estudios sobre Política y Economía de la Alimentación (Cepea) en 2015, "los argentinos comen más del doble de carnes, harinas y dulces que lo recomendado; menos de un tercio de las frutas y las legumbres que requiere el organismo, y menos de la mitad de las verduras y los lácteos que aconsejan la OMS y las Guías Alimentarias Argentinas". Esta realidad, sumada al aumento del sedentarismo y el alto consumo de bebidas ricas en azúcar y/o alcohol, explicaría el aumento de la prevalencia de sobrepeso y obesidad, que alcanza el 31% en menores de 6 años, casi el 35 % en escolares y aproximadamente el 60% en adultos. Estos datos, que resultan alarmantes, coexisten con la presencia de un 1,3% de desnutrición infantil aguda y un 8% de desnutrición crónica (retraso de crecimiento).

Este bajo consumo de frutas, verduras, legumbres, cereales integrales, frutas secas o semillas oleaginosas, pescados y lácteos desnatados, sumado al alto consumo de alimentos altamente procesados por la industria (golosinas, productos de copetín, bebidas azucaradas, perritos calientes, etc.), provocan que en la alimentación diaria concurran grandes excesos de azúcares y sal con deficiencias de ciertos nutrientes como calcio, vitaminas A, C, omega 3, entre otros.

La continua oferta de productos alimentarios superfluos de bajo precio, comparado con el precio elevado de algunos alimentos básicos como frutas y verduras son también un elemento clave para condicionar el estilo de alimentación, así como la creciente necesidad de comer fuera de casa o no saber cocinar.

A pesar de que existen múltiples programas a niveles nacionales y provinciales (de los cuales no se conocen todos los resultados), la calidad de la dieta se aleja mucho de esta recomendación:

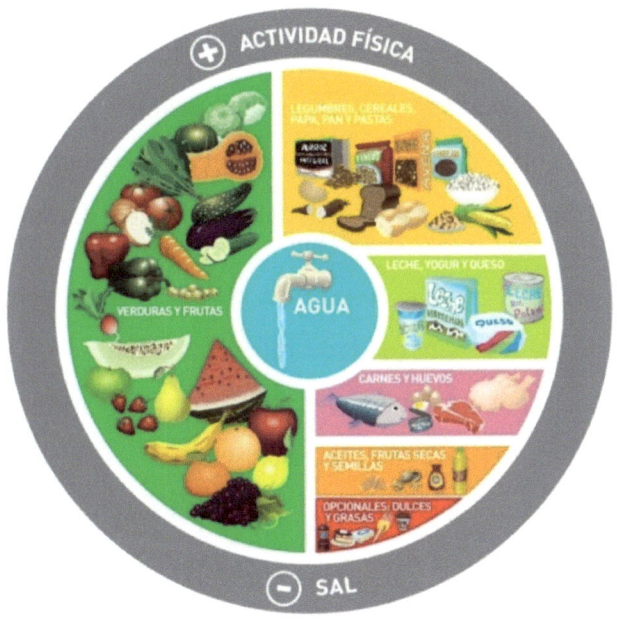

Aun estando en desacuerdo con la presencia en el plato, de alimentos "opcionales" como dulces y grasas industriales, que constituyen una buena parte de los problemas actuales de salud, hay que elogiar la presencia de frutas y verduras en prácticamente la mitad del plato. Éstas aportan fibra, sustancias fitoquímicas, antioxidantes, vitaminas y minerales, indispensables para la mejora y el mantenimiento de nuestra salud y no han sufrido la adición de azúcar, grasas saturadas o trans, sal, ni son alimentos hipercalóricos. Por lo tanto, la recomendación es consumir 5 raciones al día (3 de frutas y 2 de verdura), procurando que sean frescos y de temporada o de estación, para conseguir una alimentación más sostenible; aunque también pueden utilizarse algunos congelados o en conserva, eso sí, sin azúcar añadida: por ejemplo si son duraznos enlatados, que no sean en almíbar, sino en su jugo o al natural. Además debe recomendarse la fruta entera en vez de exprimida, para no perder la fibra que otorga más saciedad, entre otros beneficios.

La papa, los cereales, el pan y la pasta que antes ocupaban la base de la gráfica, han quedado relegados a menos de un cuarto del plato, y además se recomienda evitar sus formas refinadas, y consumir las formas integrales, ya que entre sus beneficios se encuentran mayor aporte de sustancias fotoquímicas y una absorción más lenta de la glucosa. Asimismo, debería indicarse la lectura del rotulado o etiquetado para corroborar que unas galletas integrales, por ejemplo, no escondan cantidades importantes de grasas, azúcar y sal.

El hecho de haber bajado las cantidades recomendadas de este grupo de alimentos es una buena recomendación para la población en general, que cada día es más sedentaria. Por esta misma razón no es de extrañar que en las dietas para deportistas de alto entrenamiento, las cantidades sean mucho más altas. De hecho en la nueva pirámide de alimentación española se recomiendan las cantidades según el ejercicio físico realizado.

Con respecto a las legumbres como lentejas, soja, porotos, garbanzos, etc., también forman parte de este grupo. Hay que recordar que son alimentos integrales de por sí, es decir habitualmente se vende el grano entero y por ello se trata de alimentos muy completos y saludables, ya que son ricos en fibra, vitaminas, minerales y proteínas "incompletas". Por ello los vegetarianos buscan reemplazar la carne y otras proteínas animales, con el consumo diario no solo de legumbres, sino también de cereales, frutas secas o semillas oleaginosas, etc.

Las guías alimentarias recomiendan los lácteos descremados. Los lácteos son fuente de proteínas de alta calidad y también de calcio, por lo que se recomienda consumir 3 porciones de leche, yogur o queso al día, ya que constituyen fuentes excelentes de este mineral, pero no nos olvidemos de que también podemos encontrarlos en las frutas secas o semillas oleaginosas y pescados pequeños como la sardinas al comernos las espinas. El pescado azul además es fuente de vitamina D (esencial en la absorción intestinal de calcio) y omega 3. Asimismo, las guías alimentarias deberían hacer hincapié en evitar los lácteos azucarados como, yogures, batidos, flanes, etc. y recordar que la mayoría de quesos tienen exceso de sal, por lo que un rotulado claro y sencillo es fundamental.

También recordar que la actividad y el ejercicio físico son indispensables para lograr una buena salud osteoarticular, junto con una alimentación equilibrada, que aporte calcio y vitamina D (cuya fuente principal es la exposición solar controlada).

Debajo del grupo de lácteos encontramos el grupo de carnes y la recomendación es: 2 veces o más a la semana consumir pescado, 2 veces carne blanca y hasta 3 veces semanales carnes rojas. No obstante, sería más conveniente orientar la dieta hacia el mayor consumo de pescado, y recordar la posibilidad de reemplazar la carne por huevo o por alimentos de origen vegetal, por ejemplo legumbres y cereales, al menos 2 veces por semana. Las guías alimentarias recomiendan quitarle a las carnes la grasa visible, y sugieren como cantidad ideal o de referencia la equivalente al tamaño de la palma de la mano. Esta medida visual suele ser bastante útil para que seamos conscientes de cómo nos excedemos diariamente con la cantidad de proteína animal.

En penúltimo lugar encontramos el grupo de aceites, frutas secas y semillas. La recomendación es variar el tipo de aceite (girasol, oliva, maíz, canola) utilizarlo crudo (es decir al acabar la cocción o en frío), y unas 2 cucharadas el día, aunque debería insistirse en la importancia de priorizar el uso de aceite de oliva, colza o canola, alto oleico e incluso reemplazarlo por el uso de palta o aguacate. Con respecto a las frutas secas y semillas, las guías alimentarias argentinas recomiendan utilizar al menos una vez por semana un puñado de frutas secas sin salar (maní, nueces, almendras, avellanas, castañas, etc.) o semillas sin salar (chía, girasol, sésamo, lino, etc.). Sin embargo, los resultados obtenidos en el estudio PREDIMED, por ejemplo, concluyen que el consumo diario de estos alimentos aportan grandes beneficios para la salud, desde la prevención de enfermedades cardiovasculares e inflamatorias hasta la prevención del cáncer, ya que se trata de alimentos ricos en omega 3, calcio, zinc, magnesio, proteína vegetal, etc.

Las guías alimentarias también instan al descenso en el consumo de sal, buscando reemplazarla con especias (orégano, laurel, comino, etc.) a la hora de cocinar; y evitando el salero en la mesa, y el consumo de alimentos procesados ricos en sal como embutidos, caldos, sopas, conservas y salsas en general, por lo que es muy importante insistir en la lectura del rotulado o etiqueta. El único interés actual de la sal residiría en que está iodada por ley y por ello no se debe eliminar en su totalidad: una cucharadita al día es más que suficiente, aunque en realidad se consume casi 3 veces más de lo recomendado.

MEDIDAS ADOPTADAS EN OTROS PAISES:

Brasil, por una parte, con su Bolsa Familia, está demostrando una buena coordinación entre los niveles federal y local y por otra parte, ha elaborado unas guías alimentarias claras e innovadoras, donde se incluyen recomendaciones como las siguientes:

-Comprar alimentos en lugares que ofrezcan variedad de productos frescos. Evitar aquellos que principalmente vendan productos procesados. *(Se puede interpretar que es mejor comprar en el mercado que en el supermercado)*

-Dar preferencia a alimentos locales y de temporada. *(Básicamente, a favor del medio ambiente y en busca de una alimentación sostenible)*

-Si se come fuera de casa, hacerlo donde ofrezcan comida casera. *(Como lucha contra los alimentos altamente procesados por la industria)*

-Desarrollar, ejercitar y compartir sus competencias para cocinar. *(Como estrategia, en la transmisión de conocimientos)*

-Dedicar el tiempo que se merece a la alimentación y planificar las comidas. *(La improvisación no es buena consejera)*

-Utilizar la guía alimentaria brasilera, ya que hay pocas fuentes fiables con información sobre nutrición y salud. *(Para evitar que la población sea engañada)*

-Ser crítico con la publicidad de alimentos. Aclarar a los niños que el objetivo de esos anuncios no es educar o informar, sino vender. *(Para proteger a los niños y para que no insistan en la compra de esos productos).*

En EEUU, algunas de las evaluaciones realizadas de su programa SNAP han generado planteos acerca de la necesidad de establecer ciertas restricciones u orientaciones en relación a la calidad nutricional de los alimentos que pueden adquirirse con la tarjeta alimentaria del programa, es decir que sería conveniente que con dicha tarjeta solo puedan adquirirse alimentos saludables y no alcohol, ni productos alimentarios altamente procesados ricos en azúcar, sal y grasas.

México espera obtener resultados positivos con su programa Prospera y con la regulación sobre la publicidad dirigida a los niños y la infancia, que debería ser prioridad como estrategia de salud pública en todos los países del mundo.

Entre los pocos casos que han logrado revertir la prevalencia de obesidad se puede mencionar una ciudad de Finlandia llamada Seinäjoki, que tiene una población de unos 60.000 habitantes. En esta localidad, hace 6 años, más del 20 % de la población menor a cinco años tenía exceso de peso. A partir de esa situación el propio gobierno finlandés creó la Ley de Salud para la Ciudadanía y logró reducir el problema a un 10% aproximadamente, es decir, a la mitad. Dicha ley, que coloca a la salud como un criterio clave a la hora de tomar cualquier decisión política, propició una campaña nacional con las siguientes características:

-Cambios en la planificación de urbanismo. Por ejemplo, se han efectuado cambios en los patios de las escuelas para promover la realización de más actividad física.

-En las escuelas se han rediseñado los menús para ofrecer menos azúcar con las comidas y procurar menús más saludables con la presencia de frutas, verduras, legumbres, cereales integrales y cantidades concretas de alimentos de origen animal.

-El Departamento de Sanidad ha planificado revisiones anuales sobre el tema, con formación específica y gratuita para los profesionales de la salud. Asimismo se han desarrollado campañas de educación nutricional para concienciar a los padres sobre esta problemática y para que estén preparados para realizar una correcta actuación.

-Se han establecido recomendaciones concretas para reducir el acceso a alimentos especialmente dulces y altos en grasas, y a las bebidas azucaradas en las máquinas expendedoras de las escuelas (allí no existen los kioskos escolares).

-En los colegios se imparten contenidos de nutrición, dietética, salud y cocina.

-Además, los dulces, chocolates, refrescos, helados y productos alimenticios similares han sido gravados con el impuesto más alto posible, y se ha regulado la publicidad de alimentos dirigidos a los niños, vigilando su correcto cumplimiento.

Y como todo se encuentra dentro de un programa nacional coordinado, los municipios pueden realizar un seguimiento de su progreso en el sitio web nacional de vigilancia. Así, han convertido la salud en prioridad nacional, y han demostrado que campañas aisladas no logran el mismo impacto que una política conjunta que aborde todos los niveles implicados: industria, publicidad, hogar, escuela y sanidad.

MEDIO AMBIENTE:

En Argentina nos encanta la carne vacuna, somos grandes productores y la calidad que se obtiene es muy alta. La carne es fuente de hierro, de vitaminas del complejo B y de proteína de alta calidad, pero su producción implica una alta emisión de gases de efecto invernadero. La cría de ganado con fines productivos a nivel mundial es a día de hoy una de las principales causas del aumento de este tipo de gases. Se calcula que el hasta 25% de los gases de efecto invernadero es atribuible a esta práctica. Un impacto ambiental importante al que le habría que añadir también el gran consumo de agua que requiere esta actividad.

Como se ha dicho anteriormente, los argentinos comemos más del doble de carnes, harinas y dulces de lo recomendado. Y esta realidad no solo afecta directamente a la salud de la población, sino también al medio ambiente.

A nivel mundial el panorama es similar, como lo confirma la FAO (Organización para las Naciones Unidas para la Alimentación y la Agricultura), ya que muchos de los patrones de alimentación tradicionales se están sustituyendo por dietas altas en alimentos utltraprocesados ricos en azúcares, grasas de poca calidad y en cárnicos, sobre todo procesados. Si se continúa priorizando los alimentos de origen animal y la producción desmedida de alimentos, se calcula que para el año 2050 se aumentará en un 80% las emisiones de gases de efecto invernadero. A su vez, este patrón alimentario provoca el incremento de enfermedades crónicas como la diabetes tipo II, enfermedades coronarias, ciertos tipos de cáncer, etc., que reducen de forma significativa tanto la esperanza de vida como su calidad. Por ello, al inicio del libro se hablaba de la importancia de reconocer la relación que existe entre alimentación, salud y medio ambiente.

Los alimentos ecológicos u orgánicos también proclaman su defensa del medio ambiente, lo cual es respetable, pero actualmente es más prioritario procurar una alimentación rica en alimentos de origen vegetal (frutas, verduras, legumbres, frutas secas) que sean de estación o temporada y producidos en proximidad, ya que el traslado a grandes distancias de cualquier alimento o producto afecta directamente al medio ambiente. Por ejemplo, ¿de que serviría consumir un producto ecológico procedente de Asia?

Tampoco es necesario que todo el mundo se vuelva vegano, ni demonizar ciertos tipos de alimentos, ya que lo que cuenta siempre es la totalidad de la dieta: por ejemplo, si comemos más carnes y procesados de ésta, estaremos desplazando a otros alimentos importantes como el pescado, el huevo o las legumbres.

Evitar los excesos y los desperdicios alimentarios en general también son factores importantes para el medio ambiente. Por ello, si no nos importa cuanta grasa tenemos en el cuerpo y seguimos comiendo en exceso o creemos que las opulencias alimentarias son signos de riqueza, recordemos qué tipo de mundo queremos dejar a nuestra descendencia. De hecho, disminuir la producción y consumo excesivo, sea de alimentos, electrónica, etc., es un signo de respeto hacia nosotros y hacia los demás.

Se trata, entonces, de un desafío global, donde priorizar el trinomio medio ambiente-dieta-salud es la opción adecuada, y en este sentido, son imprescindibles tanto la decisiones políticas como las individuales.

El panorama que se plantea nos puede dejar con cierto pesimismo, pero para acabar es importante recordar que la ausencia de estrés y la positividad también determinan nuestro estado de salud. Por lo tanto, no debería ser tan complicado: sonreír, moverse, beber agua y compartir más fruta, verduras, legumbres y frutas secas de proximidad con familiares y amigos son la base de una buena salud y un futuro mejor. Un nuevo panorama solo se obtendría a partir del compromiso de todos:

YO COMO

*Tengo toda la **información** necesaria para poder elegir con libertad.*

NOSOTROS
ESTAMOS SANOS

*Somos conscientes de la relación alimentación, salud y medio ambiente y procuramos una alimentación más **sana** y **sostenible** para nosotros y nuestros hijos.*

ELLOS DECIDEN

Las políticas estatales:
*1-Logran mayor control sobre los alimentos altamente procesados por la industria: modificando **impuestos**, legislando por un **rotulado** o etiquetado claro y sencillo y regulando la **publicidad** de estos productos.*
*2-Bajan el **precio** de alimentos básicos.*
*3-Fomentan la **educación** alimentaria en las escuelas y en los hogares y la **formación** continua a los profesionales sanitarios.*
*4-Apoyan a las empresas basadas en la "**Economía del Bien Común**".*